Tous les ans, la Tuberculose tue 150 000 personnes en France : population égale à celle de Rouen ou de Nantes.

Le Sanatorium marin de Roscoff

SA GENÈSE

PAR

Le Dr DESCOINGS

EXTRAIT
DE
L'ŒUVRE ANTITUBERCULEUSE
BULLETIN TRIMESTRIEL

PARIS
ANCne LIBRAIRIE G. CARRÉ ET C. NAUD
C. NAUD, ÉDITEUR
3, RUE RACINE, 3
1901

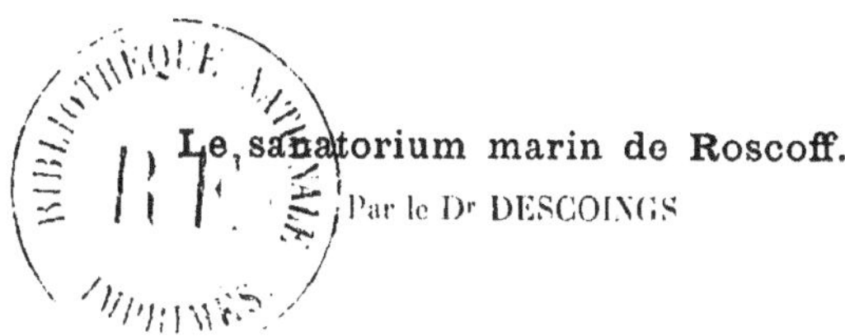

Le sanatorium marin de Roscoff.

Par le Dr DESCOINGS

Il meurt chaque année, en France, un nombre considérable de tuberculeux.

Beaucoup de ces tuberculeux ont été, dans leur enfance et leur jeunesse, ou débiles, ou lymphatiques, ou rachitiques, ou scrofuleux.

La plupart de ces prédisposés auraient évité le fléau, s'ils avaient, *par le traitement marin*, modifié, assaini leur constitution.

Les hôpitaux marins sont, en principe, comme tous les sanatoriums et hôpitaux destinés aux tuberculeux latents ou avérés, d'excellentes écoles d'hygiène.

Autant de vérités indéniables, définitivement admises.

*
* *

Le rôle des hôpitaux marins dans l'œuvre anti-tuberculeuse est donc très important.

Presque tous, en France, ont une clientèle abondante et qui leur vient de partout. Ils rendent donc des services généraux, et méritent à ce point de vue l'attention et la sympathie générales.

Il serait pourtant facile de démontrer et d'expliquer que le rayonnement de leur bienfaisance, toutes proportions gardées, est plus intense, pour chacun d'eux, dans la région où il est établi ; réciproquement, que les régions éloignées de ces hôpitaux en bénéficient peu.

D'où il suit que nous devons souhaiter la multiplication de ces hôpitaux, plutôt que leur agrandissement excessif.

*
* *

Il n'y a guère de coins de France où l'on ne rencontre des tuberculeux et des candidats à la tuberculose. On n'en rencontre peut-être guère ailleurs autant qu'en Bretagne : conséquence sans doute de plusieurs causes associées, dont, parmi les principales, l'alcoolisme, la misère et la méconnaissance des règles de l'hygiène. En tous cas, le fait est patent : la tuberculose dévore la race bretonne : non seulement la tuberculose des adultes, mais la tuberculose des enfants, sous des formes spéciales et variées. Que de victimes à sauver au bon moment et de la bonne façon !

Le remède est là tout près, tout autour du pays : la mer.

Un hôpital marin en Bretagne était nécessaire.

*
* *

Voilà ce que nous nous disions il y a quelques mois, Mme la marquise de K... et moi, en causant d'un sujet qui nous était cher à tous deux, la lutte contre la tuberculose.

Il nous semblait plus sûr et plus prudent de borner là nos désirs pour l'instant, sans renoncer pour cela à la création d'un sanatorium destiné aux adultes indigents, cette création devant entraîner des frais beaucoup plus élevés et s'appuyer sur d'autres œuvres sociales toutes inexistantes, telles, par exemple, que les caisses de secours aux familles des malades, etc.

Nous prîmes conseil des personnes qui nous parurent les plus compétentes. De l'avis de tous, notre projet était réalisable et recommandable.

Malgré d'immenses libéralités faites continuellement et de tous côtés, Mme la marquise de K... était décidée à consacrer 100 000 francs à cette fondation. Mieux que l'argent, elle apportait à l'œuvre un esprit d'organisation très pratique, une intelligence très nette de tous les moyens de succès, une volonté énergique d'aboutir à quelque chose de bien, un zèle ardent, irréductible, qui entraînera, je l'espère, d'autres belles âmes à concourir avec la sienne à une si grande œuvre.

C'est ainsi que nous résolûmes de fonder l'indispensable hôpital marin breton.

*
* *

Où fallait-il le placer?

Certes les bons endroits ne manquaient point ; et il ne me répugne nullement d'avouer que beaucoup d'autres auraient presque aussi bien convenu que celui que nous avons choisi ; mais je suis sûr de n'être démenti par personne en affirmant que nul n'aurait mieux convenu. Encore les circonstances nous obligèrent-elles à restreindre nos recherches aussi près de nous que possible.

Des confrères et diverses notabilités voulurent bien nous assister dans ces recherches, qui nous amenèrent, unanimement, à désigner comme emplacement préférable une presqu'île de dunes, située un peu à l'Ouest de Roscoff dont elle dépend, d'une superficie totale peu étendue, protégée du côté du Nord par l'île de Batz, et possédant, sur tout son pourtour extrêmement découpé, des séries de grèves infiniment variées d'exposition et pour la plupart assez abritées : précieuse ressource, qui permet, quelles que soient la direction et l'intensité du vent, de passer toutes les journées au bord de la mer. Mme la marquise de K... y fit l'acquisition d'un terrain de 4 hectares.

L'éloge de Roscoff, en tant que station climatérique, n'est plus à faire.

La proximité d'une gare était un avantage très appréciable.

Il nous était également avantageux de nous installer à la fois assez près d'un centre important de ravitaillement et assez loin pour ne pas gêner les touristes ni les baigneurs, ni même les gens de la localité, et pour n'être gênés ni par les uns ni par les autres.

Il n'était pas à dédaigner non plus de pouvoir aborder notre hôpital de différents côtés, de différentes façons et à tout moment.

Ces conditions sont remplies. Nous sommes à 3 kilomètres de la gare et du bourg par la route ; à 1 kilomètre environ par une anse découverte à marée basse et couverte à marée haute, qu'on peut passer, suivant l'heure, à pied, en voiture et en bateau.

*
* *

Un architecte distingué de Morlaix, M. Laurent, a dressé le plan de l'édifice pour 200 lits. Tout a été prévu et organisé d'après les progrès les plus récents et conformément à la destination des bâtiments. Rien n'a été ménagé pour assurer à nos petits pensionnaires la ration maximum et constante d'air pur et de lumière, et pour leur permettre l'application la plus facile et la plus efficace du traitement marin.

Nous ne pouvions songer à mettre immédiatement sur pied notre sanatorium complet. Nous nous contenterons, au début, d'exécuter une tranche du plan.

Les travaux sont en pleine activité. Nous comptons recevoir des malades dès l'été prochain. Nous disposerons de 40 lits.

Les filles de la Charité de Saint-Vincent de Paul, à juste titre si populaires, seront nos auxiliaires dévouées de jour et de nuit près de nos chers petits malades.

* * *

Le généreux don de Mme de K... suffira à solder l'achat du terrain, les constructions et l'emménagement de nos premiers pavillons, ainsi que tous les premiers frais d'installation. Nous espérons, tout cela payé, un petit reliquat pour assurer la fondation de plusieurs lits.

Déjà, chez ses proches mêmes, tous charitables à l'envi, Mme de K... a recueilli des souscriptions pour la fondation de deux lits.

Le conseil général des Côtes-du-Nord a voté un crédit correspondant à l'entretien de 4 enfants dans notre sanatorium.

Nul doute que d'autres départements bretons, — le Finistère surtout, à qui nous apportons, toute faite, une œuvre si importante, — ne nous aident aussi à vivre. Pour cette année, le conseil général du Finistère nous a accordé seulement une subvention de 500 fr.

Des personnes habituées aux Œuvres de Bretagne et très aptes à connaître le caractère breton nous ont assuré qu'une fois l'établissement ouvert, il serait relativement facile de le peupler et de trouver, pour chaque malade et généralement autour de lui, l'argent nécessaire à sa pension.

Quelques familles de notre entourage, discrètement sollicitées, n'ont pas été indifférentes à notre appel. L'une d'elles même nous a très gracieusement offert 1 000 francs (1).

---

(1) Je n'ai pas cru devoir, dans ce court et incomplet historique, citer aucun nom sans y être autorisé. J'espère retrouver une occasion prochaine de remercier publiquement tous ceux, déjà nombreux, qui nous ont témoigné de l'intérêt.

* * *

Pour assurer la vitalité et le développement de l'œuvre et avec un désintéressement qui grandit encore son rôle en cette affaire, Mme la marquise de K... remettra son hôpital tout prêt à fonctionner et la part restante de son capital comme fondation de lits à une Société que nous allons constituer sans retard.

De ce côté encore, les concours ne nous sont pas marchandés, et de la part des personnages les plus marquants du pays.

Nous espérons aussi que le conseil municipal de Roscoff et les conseils généraux des quatre départements tout à fait bretons accepteront l'offre de se faire représenter au sein de notre commission administrative.

Il est visible que nous avons acquis d'ores et déjà la sympathie publique. Nous pouvons envisager l'avenir sans trop d'inquiétude.

* * *

Puissent ces lignes encourager ceux de nos confrères qui prennent une part active à la guerre anti-tuberculeuse !

Puissent-elles aussi amener à notre œuvre de nouveaux bienfaiteurs !

20 décembre 1900.

Dr Descoings.

www.ingramcontent.com/pod-product-compliance
Lightning Source LLC
LaVergne TN
LVHW012021170826
845678LV00004BA/1592

* 9 7 8 2 3 2 9 6 2 0 6 5 7 *